Jogg dich schlank!

Lauftraining für Anfänger - Einfach Gewicht verlieren und fit werden durch Laufen

1. Auflage 2015

Inhaltsverzeichnis

Einleitung

Gehören Sie auch zu den Menschen, die von sich behaupten sie könnten einfach nicht laufen? Haben Sie es vielleicht sogar schon ein paar Male probiert und nach nur wenigen Metern ging Ihnen der Atem aus und Sie haben aufgegeben? Lassen Sie mich Ihnen sagen, auch Sie können Laufen! Noch vor einigen Monaten war ich einer von Ihnen. Ich habe Leute laufen sehen und mich gefragt wieso die das können und ich nicht. Der Ring um meinen Bauch wurde immer größer und ich habe mich einfach nicht dazu motivieren können etwas dagegen zu machen. Bis ich irgendwann genug von mir und meinem untrainierten Körper hatte, meine Sportschuhe angezogen habe und losgelaufen bin. Wie Sie sich wahrscheinlich denken können, bin ich nach etwa 100 Metern völlig fertig gewesen, doch ich habe nicht aufgegeben. Ich wollte es schaffen. So bin ich eine Weile gegangen und habe mich wieder zum Laufen gebracht. Vorher hatte ich sogar behauptet, wenn ich einmal das Laufen unterbreche, könne ich nicht wieder anfangen. So wie Sie, habe ich falsch gedacht. Ich habe mich durch Bücher gewälzt und mir einige Tipps von Freunden und Bekannten geholt, wie Sie es schaffen Ihr Training durchzuhalten. Ich habe diese Ratschläge angewandt und bin am Ball geblieben. Heute bin ich ein anderer Mensch. Nicht nur sehe ich besser aus, habe Muskeln wo vorher nur schlaffes Fett hing, ich fühle mich auch einfach rundum wohl, lebe gesund und bin selbstbewusst. Um meine Mitmenschen daran teilhaben zu lassen, habe ich dieses Buch geschrieben und ich garantiere Ihnen, wenn Sie sich an meine Ratschläge halten, es schaffen sich zu motivieren und ein konsequentes Training in Ihren Alltag integrieren, werden auch Sie bald ein anderer Mensch sein.

Laufen hat so manche Vorteile. Natürlich wird sich Ihr Körper zum positiven verändern und Sie werden ein paar Kilos verlieren. Das ist aber bei Weitem noch nicht alles. Beim Laufen können Sie Stress abbauen und Ihre Sorgen vergessen. Sie senden Endorphine aus, welche gute Laune verschaffen und Ihnen positives Denken übermitteln. Die Liste ist lang und wird im Folgenden noch näher betrachtet.

Und das Beste am Laufen ist, Sie können es immer und überall machen. Ob im Hellen oder im Dunklen, im Urlaub oder in Ihrer Nachbarschaft, auf der Straße oder auf dem Laufband, allein oder in einer Gruppe. Es beansprucht nicht viel Zeit und auch kein Geld. Es gibt keine Ausrede es nicht zu tun. Dieses Buch wird Sie durch Ihr Training bringen und Ihnen dabei helfen durchzuhalten.

Kapitel 1: Vorteile von Laufen

Die meisten Leute laufen entweder um gesund zu leben oder um gezielt Gewicht zu verlieren. Laufen bringt aber noch eine große Vielzahl weiterer positiver Effekte mit sich. Der wohl wichtigste Vorteil des Laufens, liegt ganz klar auf der Hand: es hält Sie fit. Studien zufolge kann man mit Laufen seine Lebenszeit um einige Jahre verlängern, je nach seiner gesundheitlichen Vorgeschichte. Zudem soll es das Risiko einiger Krebserkrankungen verringern und die Lebensqualität einiger Menschen in einem besonderen Maße steigern. Darüber hinaus stärkt das regelmäßige Ausdauertraining das Herz, denn auch dieses Organ ist ein Muskel, der durch das richtige Training bestens gestärkt wird.

Laufen stärkt dazu auch die Knie, die Gelenke und die Knochen. Es wird angenommen, dass durch das Laufen die Knochenbildung gefördert wird und dadurch einem altersbedingten Knochenabbau, entgegengewirkt wird. Somit bleibt man auch bis ins Alter fitter durch laufen. An dieser Stelle möchte ich aber darauf hinweisen, dass es gerade für die Knie nur einen positiven Effekt haben kann, wenn man das Laufen richtig durchführt. Im Laufe dieses Buches werde ich nochmal genauer auf diesen Punkt eingehen, denn es gibt einige Punkte, die Sie an Ihrer Haltung und an der Art Ihrer Schritte beachten müssen.

Durch regelmäßiges Laufen werden zudem auch die Lungen gestärkt. Im Gegensatz zu vielen anderen Sportarten wird bei dieser die Lungenkapazität verbessert. Wer regelmäßig Laufen geht, hat zusätzlich die Möglichkeit seinen Blutdruck zu senken. Beim Laufen werden die Arterien regelmäßig erweitert und wieder zusammen gezogen, was einen positiven Effekt auf den Blutdruck hat. Blutdruck senkende Medikamente, die bei Ihnen vielleicht an der Tagesordnung stehen, könnten schon bald der Vergangenheit angehören. Es wird Ihnen ein ganz neues Lebensgefühl geben.

Da man beim Laufen viel Schweiß verliert, kann der Körper so einfacher bestimmte Gifte, die wir zum Beispiel mit der Nahrung aufnehmen, ausscheiden. Man entgiftet seinen Körper durch das regelmäßige Ausdauertraining.

Manch einer mag auch berichten, dass man durch regelmäßiges Laufen eine bessere sexuelle Fitness aufbaut. Dies mag gerade für die Männer unter Ihnen einen Vorteil darstellen, wenn Sie Ihre Angebetete mal etwas länger beglücken wollen.

Laufen bringt also eine Menge Vorteile für Ihren Körper mit sich. Es wirkt sich aber darüber hinaus auch positiv auf die geistige Gesundheit aus. Durch regelmäßiges Laufen kann man gut Stress abbauen, den man beispielsweise im Job oder im Privatleben aufgebaut hat. Es verringert außerdem das Risiko in Depressionen zu verfallen. Während man läuft, hat man Zeit sich mit sich selbst zu beschäftigen und entwickelt eine bessere Wahrnehmung für das innere Ich. Beim Laufen kann man den Kopf von seinen Sorgen reinigen und einfacher Entscheidungen treffen sowie Lösungen für seine Probleme finden. Um diesen meditationsartigen Zustand zu erreichen, ist es wichtig auf die Atmung zu achten. Atmen Sie durch die Nase ein und durch den Mund wieder aus. Das Atmen sollte im Einklang mit Ihren Schritten sein. Durch das Workout können Sie sich einfacher entspannen und Sie schlafen leichter ein. Allein schon diese Vorteile lohnen es Laufen zu gehen. Durch das Laufen wird auch die Serotonin Produktion im Gehirn gefördert, was zusätzlich dazu beiträgt sich zu entspannen und den Geist zu beruhigen. Somit ist es ein wirklich guter Weg sein seelisches Wohlbefinden zu stärken. Darüber hinaus wird man schon nach kurzer Zeit ein gesteigertes Selbstbewusstsein an sich feststellen. Man schafft etwas, was bei Weitem nicht jeder schafft und das ist durchaus etwas worauf Sie stolz sein werden und können.

Wenn Sie es einmal zum Läufer geschafft haben, werden Sie dieses Durchhaltevermögen auch in anderen Aspekten Ihres Lebens wieder anwenden können. Sie mögen sich vielleicht mal mit Problem konfrontiert sehen, die im ersten Moment unlösbar scheinen. Das Wissen, dass man es aber auch geschafft hat das Lauftraining durchzuhalten und sich jetzt voller Stolz selbst als Läufer bezeichnen kann, wird Ihnen Kraft geben auch andere Probleme in Ihrem Leben zu meistern.

Wenn Sie wollen, können Sie durch das Laufen auch Vorteile für Ihr Sozialleben erlangen. Wenn Sie beispielsweise an Laufveranstaltungen teilnehmen, können Sie sich mit Gleichgesinnten austauschen und neue Freunde oder vielleicht sogar Geschäftspartner treffen. Auch in sozialen Netzwerken oder lokalen Zeitungen suchen und finden sich oft Gleichgesinnte, die gemeinsam Laufen gehen und so entstehen vielleicht sogar neue Freundschaften in Ihrem Leben.

Darüber hinaus ist Laufen nicht besonders zeitaufwendig. Wenn Sie also lange Arbeitszeiten haben oder andere Verpflichtungen, ist das jetzt keine Ausrede mehr, nicht mal 30 Minuten am Tag für einen kleinen Lauf um den Block auftreiben zu können. Laufen macht regelmäßiges Sport treiben ganz einfach. Man braucht keinen Partner, man braucht kein Equipment und man braucht auch keinen bestimmten Ort um Laufen zu können. Man braucht nicht einmal dafür zu bezahlen. Das einzige was man benötigt ist der Wille es zu tun und das Durchhaltevermögen am Ball zu bleiben. Also Schuhe an und los!

Zu guter Letzt, jedoch nicht weniger wichtig, durchs Laufen kann man ganz einfach Gewicht abnehmen! Kalorien werden schneller und gesünder verbrannt. Es eignet sich für jeden Typ und es ist möglich sich langsam und stetig zu steigern. Der ganz große Vorteil ist zudem, dass Ihr Stoffwechsel durchs Laufen angeregt wird und dass nicht nur während man läuft. Eine Vielzahl von Studien haben belegt, dass der erhöhte Kalorie-Verbrennungsprozess bei stark beanspruchenden Sportarten wie das Laufen auch noch eine ganze Weile anhält, sogar wenn man eine Zeit lang keinen Sport getrieben hat. Muskelmaße verbraucht mehr Kalorien als Fettgewebe und davon werden Sie nach konsequentem Training eine Menge vorzuweisen haben. Auf diesen Punkt der Gewichtsabnahme durchs Laufen werde ich im sechsten Kapitel dieses Buches nochmal genauer eingehen.

Kapitel 2: Motivation

Sie mögen vielleicht auch zu den unzähligen Menschen gehören, die es schon mal mit Laufen probiert haben, aber schon nach kurzer Zeit wieder aufgegeben haben. Es fehlt Ihnen somit an Motivation und Motivation ist sehr wichtig um am Ball zu bleiben. Laufen sollte für Sie zur Gewohnheit werden und in Ihren Alltag integriert sein. Um motiviert zu bleiben, brauchen Sie die richtigen Anreize. Das menschliche Gehirn ist so programmiert, dass konstante Motivation nur durch Ziele und Belohnungen geschaffen werden kann. Wenn Sie also sicherstellen wollen, dass Sie die Motivation behalten, müssen Sie sich feste Ziele setzen und sich selbst belohnen, wenn Sie diese erreicht haben. Wenn Sie ohne Ziele an die ganze Sache heran gehen, können Sie keine Erfolge erzielen und Ihre Laufschuhe werden mit Sicherheit bald schon wieder in einer Ecke verstauben.

Sie können sich beispielsweise für ein – für den Anfang kleines – Rennen anmelden. Informieren Sie sich im Internet oder in Ihren lokalen Zeitungen über ein solches Rennen, welches in etwa 4 oder 5 Monaten stattfinden soll und melden Sie sich an! Sie stehen jetzt vielleicht am Anfang und können noch nicht einmal 1 km laufen. Hiermit haben Sie sich aber das Ziel gesetzt, dass Sie in ca. 20 Wochen in der Lage sein werden einen Lauf von vielleicht 5 km zu schaffen. Hier liegt also Ihre erste Motivation. Dabei geht es nicht darum, die 5 km durchgehend zu laufen. Selbst wenn Sie einen Teil gehen und nicht unter den besten Läufern des Rennens kommen, es geht darum es geschafft zu haben. Ob Sie die Strecke gelaufen oder gegangen sind, interessiert hierbei nicht. Die Leute werden Sie dafür bewundern, zu was Sie in der Lage sind und das können Sie auch.

Als weiterer Motivationsanreiz gilt sich Ziele zu setzten. Aus meiner Erfahrung heraus, reicht es vielen Menschen nicht als Motivation sich gut zu fühlen. Es müssen konkrete Erfolge in Form von längeren Distanzen und kürzeren Zeiten erzielt werden. Kaufen Sie sich beispielsweise ein GPS System, das Ihre Läufe protokolliert oder downloaden Sie eine entsprechende App für Ihr Handy. Angenommen Ihr erster Lauf von 1 km hat 15 Minuten beansprucht. Ihre Motivation für den nächsten Lauf sollte es sein, den 1 km in eventuell 14 Minuten zu schaffen. Oder Sie versuchen in den 15 Minuten eine weitere Entfernung zu schaffen, also vielleicht 100 Meter mehr zu laufen usw. Wenn Sie diese Ziele erreichen, wird es Ihnen Selbstsicherheit und Motivation geben und das jedes Mal wenn Sie ein Stück besser werden. Sie sollten sich unbedingt realistische Ziele setzten. Wenn es für Sie zur Gewohnheit wird sich zu hohe Ziele zu setzten, wird es für Sie ebenfalls zur Gewohnheit zu scheitern. Als Folge dessen, wird Ihr Glaube an Sie selbst immer geringer und verschwindet zu guter Letzt wohlmöglich noch komplett. Dies kann auch andere Aspekte Ihres Lebens negativ beeinflussen. Setzten Sie sich kleine Ziele und feiern Sie diese ruhig, sobald Sie sie erreicht haben. Sie können stolz auf sich sein.

Es kann auch besondere Motivationsanreize liefern anderen von seinen Erfolgen zu berichten. Ob auf Twitter, Facebook oder anderen sozialen Netzwerken – lassen Sie andere wissen, was Sie erreicht haben. Es wird Sie dazu bringen Höchstleistungen zu erbringen, denn Sie wollen bestimmt keine schlechte Leistung als das vorherige Mal erbringen und allen zeigen wie beeindruckend Ihr Training ist. Diese Taktik hat mir persönlich am besten geholfen. Ich war überrascht wie viele Leute mir gut zugesprochen haben und sich für mich und mit mir gefreut haben. Manchmal haben Sie mich sogar gefragt wann ich wieder Laufen gehe, und das hat mir gerade an meinen faulen Tagen sehr geholfen, doch noch vom Sofa hochzukommen. Die Blamage nicht durchzuhalten wollte ich nicht auf mich nehmen.

Was ich darüber hinaus als eine weitere große Motivation sehe, ist die richtige Playlist beim Laufen bei sich zu haben. Wählen Sie Lieder bei denen Sie am liebsten sofort anfangen wollen zu tanzen, oder noch besser zu laufen. Wenn Sie Ihre liebsten Lieder hören, geht nicht nur die Zeit schneller vorbei beim Laufen, sondern es kann Sie auch in den richtigen Laufrhythmus bringen und Sie in ein gutes Tempo bringen. Studien zufolge, sollten Sie idealerweise Lieder mit 180 bpm (beats per minute) wählen, welche Sie einfach über eine Googlesuche finden sollten. Ich habe unter anderen Gangster´s Paradise von Coolio, Damn It Feels Good to Be a Gangsta von Geto Boys, Jesus Walks von Kanye West und P.I.M.P (Snoop Dogg Remix) von 50 Cent gehört und kann diese Lieder wirklich empfehlen. Sollte dies nicht Ihre Musikrichtung sein, informieren Sie sich einfach im Internet über entsprechende Lieder. Es ist bestimmt auch was für Ihren Geschmack dabei.

Kapitel 3: Trainingsplan

Sie haben sich also entschlossen, ein Läufer zu werden. Dann ist es wichtig den richtigen Trainingsplan einzuhalten. Gerade zu Beginn ist es wichtig sich nicht zu übernehmen, erwarten Sie nicht zu viel von sich und Ihrem Körper und setzen Sie sich realistische Ziele um motiviert zu bleiben.

Vor jedem Lauf sollten Sie sich grundsätzlich erstmal etwas aufwärmen. Dies vergrößert Ihre Blutgefäße, sodass mehr Sauerstoff durch diese aufgenommen werden kann. Durch die erhöhte Sauerstoffzufuhr werden die Muskeln aufgewärmt und gibt ihnen so mehr Flexibilität und Effizienz. Da das Aufwärmen auch Ihre Herzfrequenz leicht steigern wird, wird das Herz während des Workouts nicht so sehr belastet. Um sich ideal aufzuwärmen eignen sich folgende Übungen:

High Skips

Ähnlich wie beim Seilspringen nur ohne das Seil, springen Sie in die Luft und versuchen Sie dabei möglichst hoch zu springen. Versuchen Sie bei jedem Sprung Ihr Knie nach oben zu bewegen. Starten Sie mit Ihrem linken Bein und wechseln Sie es mit dem rechten Bein ab.

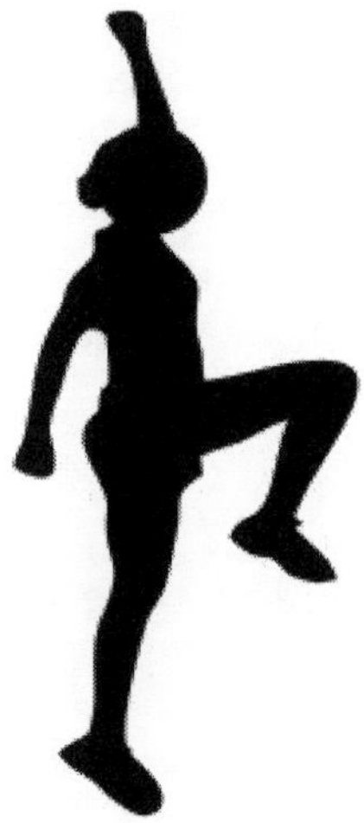

Butt Kicks

Bei dieser Übung treten Sie sich quasi selbst in den Allerwertesten. Treten Sie Ihr linkes Bein rückwärts, sodass Ihre Hake Ihren Po berührt. Wechseln Sie Ihr linkes und Ihr rechtes Bein ab, starten Sie langsam und werden Sie im Laufe der Übung schneller. Achten Sie darauf, dass bei jedem Tritt Ihr Fuß Ihren Po berührt.

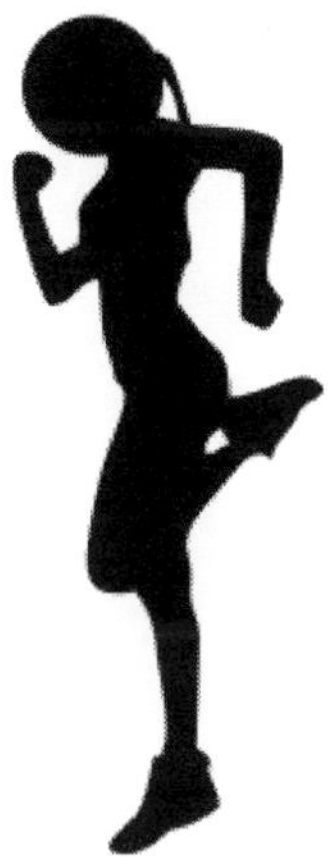

High Knees

Diese Übung ist genau das Gegenteil der Butt Kicks. Versuchen Sie Ihre Knie so hoch wie möglich zu bewegen, idealerweise bis hin zu Ihrer Brust. Auch hier sollten beide Beine abwechselnd die Bewegung ausführen und im Laufe der Übung sollte ein gewisses Tempo aufgebaut werden.

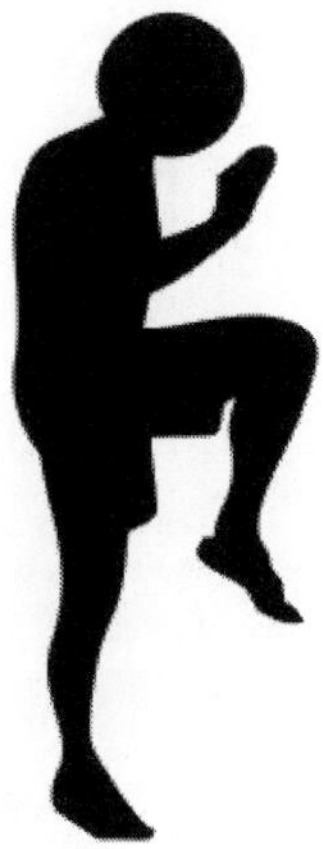

Ausfallschritte

Machen Sie einen großen Schritt vorwärts mit Ihrem linken Bein. Bewegen Sie Ihren gesamten Körper langsam Richtung Boden, bis Ihr linkes und rechtes Bein einen 90 Grad Winkel erreicht haben. Um diese Übung korrekt auszuführen, achten Sie bitte darauf, dass das Knie des vorderen Beines genau über Ihrem Knöchel ist. Gehen Sie langsam wieder in eine aufrechte Position und wiederholen Sie die Übung mit dem rechten Bein.

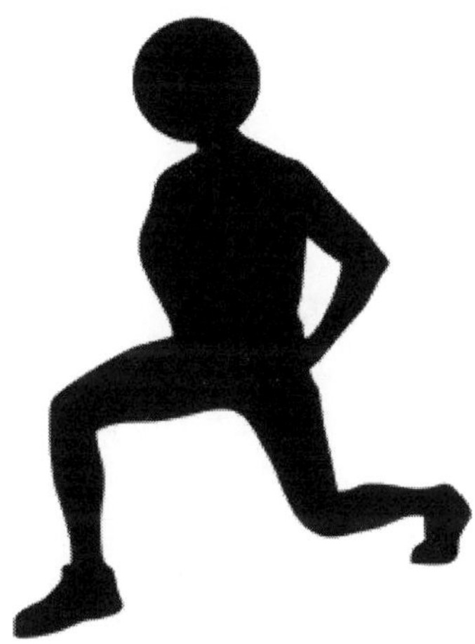

Es gibt natürlich auch einige weitere Aufwärmübung und mit manchen mögen Sie vielleicht schon vertraut sein. Es ist komplett Ihnen überlassen, wie Sie sich aufwärmen, wichtig ist nur, dass Sie es tun. Vielleicht haben Sie schon mal davon gehört, dass Sie sich vor dem Lauf dehnen sollten. Ich empfehle Ihnen dies nicht zu tun. Sie sollten sich vor dem Lauf maximal etwas andehnen, aber das oben beschriebene Aufwärmprogramm ist völlig ausreichend um die Muskulatur auf das bevorstehende Training vorzubereiten. Wenn Sie sich vor dem Lauf dehnen, kann das nämlich die Leistungsfähigkeit schwächen und das Verletzungsrisiko des Muskels erhöhen. Konzentrieren Sie sich lieber auf ein Dehnprogramm nach dem Lauf.

Jetzt geht es also ans Laufen. Gerade wenn Sie ein Anfänger in Sachen Laufen sind und sich auch sonst nicht sportlich betätigt haben, ist es wichtig langsam anzufangen. Sie werden es wohl kaum schaffen einen 5 km Lauf hinzulegen. Am Anfang eignet sich daher ein Mix aus Laufen und Gehen, das sogenannte Intervall Training. So verringern Sie auch das Risiko sich zu verletzten. Starten Sie hierzu mit ein paar Minuten Gehen. Nach ein paar Minuten beginnen Sie eine kurze Weile zu laufen und verlangsamen Sie Ihr Tempo nach ein paar Minuten wieder bis Sie wieder Gehen. Anfangs werden Sie wahrscheinlich mehr Gehen als Laufen und die Laufzeit mit jeder Trainingseinheit langsam steigern. Trotzdem sollten Sie versuchen dieses Training für 30 Minuten durchzuführen und wenn möglich jeweils immer 5 Minuten zu laufen. Sie sollten sich immer als Ziel setzen beim nächsten Lauf etwas mehr Leistung zu erbringen als beim vorherigen. Das Gute beim Laufen ist, dass man sich immer weiter steigern kann. Sie können sich immer neue Ziele setzten und daraufhin arbeiten. Führen Sie so Ihr Training durch bis Sie in der Lage sind weitere Distanzen zu laufen. Starten Sie immer mit Gehen und gehen Sie dann in den Lauf über. So können sich Ihre Muskeln langsam an die ungewohnte Belastung gewöhnen. Ihre Gehphasen sollten hierbei aber auch nicht zu langsam sein, nehmen Sie große und zügige Schritte und lassen Sie die Phasen nicht zu lang werden, sodass sich Ihr Körper nicht komplett abkühlt. Setzen Sie sich eine Distanz als Ziel und geben Sie nicht auf, bis Sie das Ziel erreicht haben. Sie werden schon nach ein paar Läufen feststellen, dass sich Ihre Leistung verbessert und Sie können wohlmöglich schon bald ungeahnte Distanzen laufen. Wenn Sie sich nach etwa einer Woche in der Lage fühlen sollten, den Lauf zu meistern, können Sie in die nächste Phase übergehen. Sollte Ihnen das Training allerdings immer noch etwas Probleme bereiten bzw. Sie sehr anstrengen, empfiehlt es sich das Intervall Training noch eine Woche durchzuführen. Steigern Sie sich langsam, aus 5 Minuten laufen und 5 Minute gehen, werden bald schon 10 Minuten laufen und 5 Minuten gehen. Je öfter Sie den Lauf in dieser Weise durchführen, desto kürzer sollte das Gehintervall und desto länger das Laufintervall sein. Schon bald werden Sie in der Lage sein, die kompletten 30 Minuten zu laufen.

Bei jedem Lauf ist es wichtig die richtige Haltung zu wahren um schmerzhafte Verkrampfungen und Verletzungen zu vermeiden. Viele Leute ziehen sich Verletzungen an den Füßen zu wenn Sie laufen. Es gibt natürlich viele Möglichkeiten, wie eine solche Verletzung entsteht aber eine davon lässt sich leicht vermeiden, die falsche Haltung. Achten Sie also als erstes darauf, wie Sie Ihre Füße auf den Boden setzen. Laufen Sie weder auf Ihren Zehen noch auf Ihren Hacken. Wenn Sie auf Ihren Zehen laufen, werden Sie sich wahrscheinlich schnell schlapp fühlen und vielleicht sogar Schmerzen in den Schienbeinen wahrnehmen. Wenn Sie auf Ihren

Fersen laufen, kann es zu Verletzungen kommen und Ihre Energie geht schneller verloren. Wenn Ihr Fuß also den Boden berührt, sollte dies also im besten Fall mit der Mitte Ihres Fußes geschehen und der Fuß sollte sich dann zu den Zehen hin abrollen. Ihre Zehen sollten zudem immer nach vorne zeigen und nicht nach Innen oder Außen gedreht sein, denn sonst könnten Sie stolpern oder sich verletzen. Ihre Knie sollten immer leicht gebeugt sein und niemals komplett durchgestreckt. Ihre Hände und Ihre Arme sollten in einer für Sie angenehmen Position sein. Halten Sie die Hände nicht vor Ihrer Brust, denn das wird sie schnell ermüden lassen. Halten Sie sie an Ihrer Seite nahe Ihrer Taille oder Hüfte, sodass sie in etwa einen 90 Grad Winkel bilden. Ballen Sie auch keine Fäuste. Halten Sie sie in etwa als würden Sie einen Golfball greifen. Schwingen Sie Ihre Arme leicht aus der Schulter heraus, nicht aus den Ellenbogen. Schwingen Sie dabei aber auch nicht Ihren gesamten Oberkörper. Ihr Kopf, Ihre Schultern und Ihr Rücken sollten möglichst gerade sein. Ziehen Sie Ihre Schultern nicht an, um Verkrampfungen zu vermeiden. Stellen Sie sich vor Sie würden Ihre Schultern zurück drücken. Halten Sie das Kinn oben und gucken Sie geradeaus und nicht auf den Boden oder gen Himmel, dies kann Ihre Atmung behindern. Es ist in Ordnung, wenn Sie leicht nach vorne gebeugt laufen, es sollte aber nicht zu viel sein. Dies gilt gerade wenn Sie Steigungen erlaufen, hier tendiert man leicht dazu sich zu weit nach vorne zu lehnen und dies erschwert den Lauf unnötig. Überprüfen Sie beim Laufen immer wieder ob Sie die richtige Position halten. Es kann den Körper dabei helfen mehr Leistung zu erbringen und weniger erschöpft zu sein. Am Anfang wird es sich vielleicht komisch anfühlen, doch wenn Sie Ihre Haltung bei jedem Lauf überprüfen, wird sich Ihr Körper schon bald von ganz alleine in diese Position bringen.

Darüber hinaus sollten Sie ebenso Ihre Atmung im Auge behalten. Atmen Sie sowohl durch Mund als auch durch Nase. Durch den Mund können Sie mehr Sauerstoff aufnehmen. Ihre Atmung sollte aus dem Bauch und nicht aus der Brust heraus kommen, dies fördert zusätzlich die Sauerstoffaufnahme. Atmen Sie durch die Nase ein und achten Sie darauf Ihre Lungen komplett mit Sauerstoff zu füllen. Atmen Sie komplett aus Ihrem Mund heraus aus. Bei jedem Einatmen sollten Sie etwa 3 Schritte machen, bei jedem Ausatmen zwei. Ihre Atmung sollte im Einklang mit Ihrem Laufrhythmus sein. Wenn Sie sich kurzatmig fühlen, verringern Sie Ihr Tempo oder Gehen Sie für eine Weile bis sich Ihre Atmung wieder stabilisiert hat und fangen Sie dann wieder an zu laufen.

Nach jedem Training ist es wichtig ein paar Schritte zu beachten um den Körper abzukühlen. Wenn man abrupt mit dem Laufen aufhört, fallen der Blutdruck und die Herzfrequenz ebenso abrupt, was zu Schwindel führen kann. Gehen Sie also nicht direkt zum Stillstand über, ihre Muskeln und somit Ihr Körper wird sich dadurch langsam wieder in einen Normalzustand begeben und auch Ihre Atmung wird sich verlangsamen während Ihre Körpertemperatur sinkt. Hören Sie also nicht abrupt mit dem Laufen auf sondern gehen Sie noch ein paar schnelle Schritte und verlangsamen Sie Ihr Tempo nach und nach bis Sie zu einem Halt kommen. Die Abkühlphase sollte in etwa 5 Minuten beanspruchen. Machen Sie anschließend ein paar der Übungen, die Sie auch zum Aufwärmen verwendet haben, wie Ausfallschritte oder High Knees.

Nach jedem Lauf sollten Sie Dehnübungen machen um die Erfolge Ihres Laufes bestmöglich zu maximieren. Die richtige Dehnung nach dem Training beruhigt die Muskeln und bringt sie wieder in den Originalzustand und reduziert zudem Verspannungen. Beim Dehnen sollten Sie immer darauf achten, verschiedene Übungen durchzuführen um möglichst alle Muskeln in Bewegung zu bekommen. Sie sollten versuchen den Dehnpunkt immer etwas mehr zu erweitern, allerdings sollten Sie es auch dabei nicht übertreiben. Halten Sie jede Übung für ungefähr 30 Sekunden. Nachdem Sie Ihren Muskel für einige Sekunden gedehnt haben, werden Sie im Regelfall feststellen, dass der Dehnpunkt anschließend noch ein bisschen weiter geht und können auch in dieser Position noch einige Sekunden dehnen. Hören Sie dabei immer auf Ihren Körper, er wird es Ihnen sagen, wenn Sie es übertreiben. Auch der Muskelkater am nächsten Tag wird weniger sein als wenn Sie keine Dehnungen durchführen. Ihre Kleidung sowohl beim Dehnen als auch beim Laufen sollte nicht zu fest sitzen, um Sie nicht in Ihren Bewegungen zu beinträchtigen. Um sich ausgiebig zu Dehnen führen Sie folgende Übungen durch:

Wadendehnung

Stellen Sie sich aufrecht mit dem Gesicht zur Wand und positionieren Sie Ihre Arme vor Ihnen, legen Sie die Handflächen auf die Wand während Sie mit beiden Füßen fest auf dem Boden stehen. Ihre Beine sollten etwa schulterbreit auseinander stehen. Lehnen Sie langsam Ihre Hüfte nach vorne und beugen Sie dabei Ihre Knie leicht ein. Sie werden, wenn Sie die Übung richtig ausführen, eine Dehnung in Ihren Waden spüren. Machen Sie ein paar Wiederholungen.

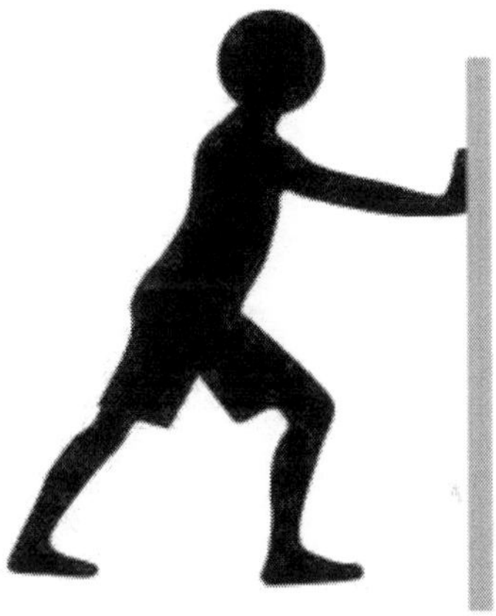

Untere-Waden-Dehnung

Stellen Sie sich mit einem Abstand von 0,5 – 1m vor eine unbewegliche, senkrechte Fläche. Setzen Sie Ihren rechten Fuß so mit der Ferse auf dem Boden auf, dass der Vorderfuß möglichst hoch auf der senkrechten Fläche aufliegt. Drücken Sie Ihr rechtes Knie nach hinten durch und gehen Sie anschließend mit Bein und Oberkörper solange nach vorn, bis Sie einen deutlichen Dehnreiz wahrnehmen. Führen Sie die Übung auch mit dem linken Bein durch.

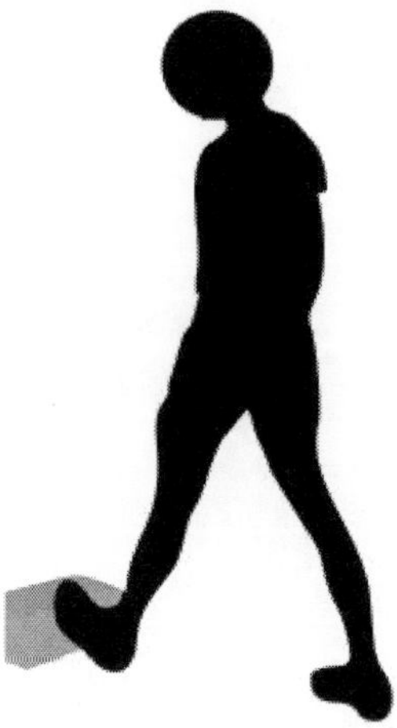

Trizeps- und Schulter-Dehnung

Nehmen Sie eine aufrechte Stehposition ein. Greifen Sie Ihren linken Ellenbogen mit Ihrer rechten Hand und ziehen Sie Ihren Arm vor Ihrer Brust an Ihren Körper. Führen Sie diese Übung auch mit dem anderen Arm aus, bis Sie eine Dehnung im Trizeps und in der Schulter verspüren.

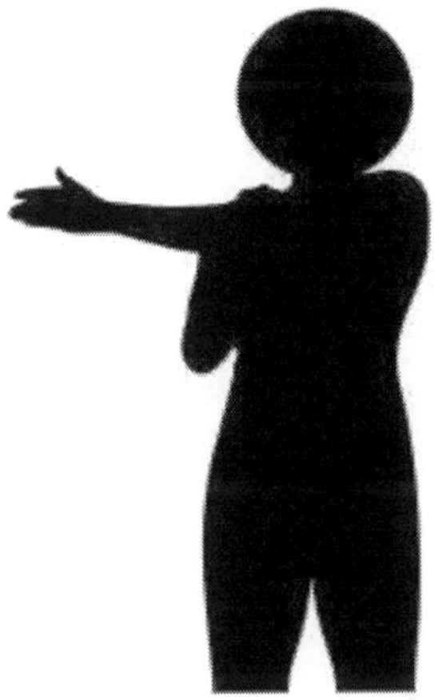

Quadrizeps-Dehnung

Stehen Sie aufrecht mit dem Gesicht zur Wand, stehen Sie auf Ihrem rechten Bein und benutzen Sie die Wand um das Gleichgewicht zu halten, falls nötig. Greifen Sie Ihren linken Fuß mit Ihrer rechten Hand und ziehen Sie Ihren Fuß in Richtung Ihres Gesäßes. Wiederholen Sie diese Übung mit dem anderen Bein, um eine Dehnung im Quadrizeps, also den vorderen Oberschenkelmuskel, zu erzeugen.

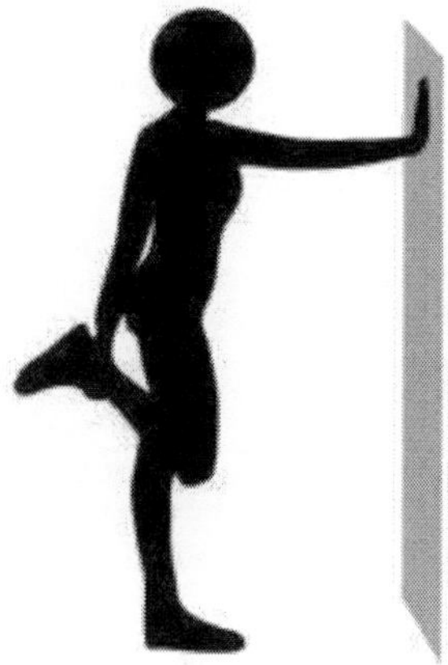

Leisten-Dehnung

Setzen Sie sich auf den Boden und platzieren Sie Ihre Füße nebeneinander sodass sich Ihre Fußsohlen berühren. Stützen Sie Ihre Ellenbogen auf Ihre Knie und lehnen Sie sich langsam nach vorne. Drücken Sie Ihre Knie mit Hilfe Ihrer Ellenbogen Richtung Boden, bis Sie eine angenehme Dehnung in der Leiste wahrnehmen.

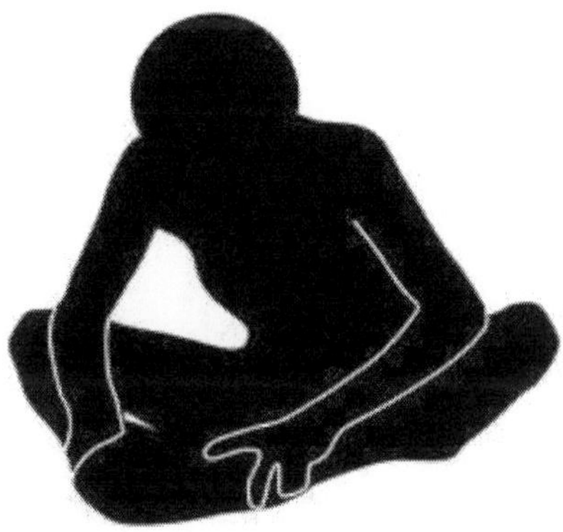

Hinterer-Oberschenkelmuskel-Dehnung

Stehen Sie in einer aufrechten Position, beugen Sie sich nach vorne und berühren Sie mit Ihren Händen Ihre Zehen. Gehen Sie leicht zurück und führen Sie die Übung ein paar Male durch. Bei jedem Mal sollten Sie in der Lage sein, ein kleines Stück weiter zu dehnen. Die Dehnung im hinteren Oberschenkelmuskel sollte gut spürbar sein.

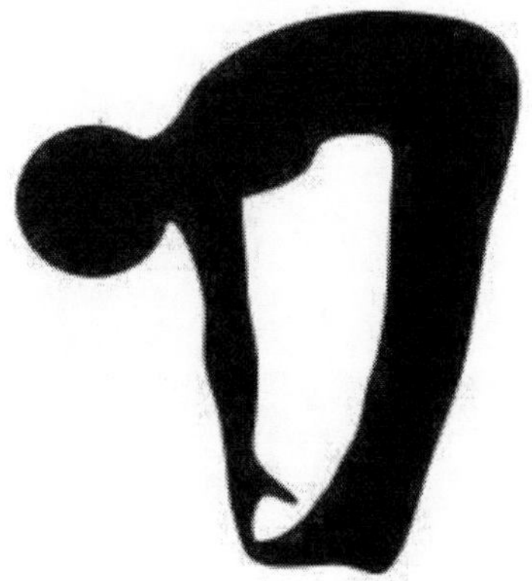

Selbstverständlich gibt es eine Menge mehr Dehnübungen, Sie mögen vielleicht schon einige kennen. Meine Liste ist nur eine kleine Auswahl an möglichen Dehnungen, ich möchte nicht behaupten, dass diese besser oder schlechter sind als andere. Wenn Sie andere Dehnübungen durchführen möchten, ist das natürlich Ihnen überlassen. Wichtig ist nur, dass Sie Ihren kompletten Körper ausgiebig dehnen. Hören Sie dabei immer auf Ihren Körper, er wird Ihnen sagen, ob Sie alles richtig machen. Die Dehnübungen sollten keine Schmerzen verursachen. Wenn Ihr Lauf stark belastend für die Muskulatur war, kann es sein, dass sich kleine Risse in den Muskelfasern gebildet haben. Dies ist grundsätzlich nicht schlimm, aber mit einer zu starken Nachdehnung, können sich diese Risse vergrößern. Je intensiver Ihr Training also war, desto sanfter sollten die Dehnübungen ausgeführt werden.

Ich empfehle Ihnen nicht jeden Tag zu laufen. Die Muskeln brauchen etwas Ruhe um sich zu generieren und stärker zu werden für die nächsten Workouts. Wenn man zu viele Tage hintereinander läuft kann es sein, dass man nicht in der Lage ist seine Leistung zu verbessern und diese sich sogar verschlechtert. Machen Sie sich bewusst, dass das ein normaler Prozess ist und verlieren Sie nicht die Motivation. Ich würde Ihnen raten etwa jeden zweiten Tag Laufen zu gehen und an den anderen Tagen ein anderes Workout durchzuführen, was nicht dieselben Muskeln beansprucht. Schwimmen eignet sich besonders gut, aber auch Cardio Training was zum Beispiel auf die Arm-, die Bauch- oder Rückenmuskeln abzielt, sind eine gute Alternative. Auch hier gibt es Übungen, die Sie ganz einfach Zuhause machen können.

Laufen kann sowohl draußen auf der Straße oder im Park als auch drinnen auf einem Laufband stattfinden. Ich persönlich bevorzuge es in der Natur zu laufen, da es mich von der Anstrengung ablenkt und ich meine Gedanken schweifen lassen kann. Wenn ich im Fitnessstudio auf dem Laufband trainiere, starre ich meistens auf die Zeit, die dann nur umso langsamer vergeht. Es fällt mir schwerer durchzuhalten und mir wird schnell langweilig. Das mag bei Ihnen natürlich nicht der Fall sein. Also wenn Sie das Training auf einem Laufband bevorzugen, tun Sie das gerne. Der Vorteil eines Laufbandes ist definitiv, dass man nicht so sehr auf seine Schritte achten muss. Es erwarten einen keine Schlaglöcher, heranfahrende Autos oder andere Hindernisse und so kann man in einen guten Bewegungsfluss kommen. Was sich für Sie besser eignet, muss jeder für sich selbst entscheiden.

Kapitel 4: Zubehör

Manch einer unter Ihnen mag sich wohl fragen, wozu es ein Kapitel für Zubehör gibt, Schuhe an und los geht das Laufen. So einfach ist es aber nicht, es gibt ein paar Dinge, die Sie beachten sollten und Sie werden sehen, das richtige Zubehör kann Ihnen das Laufen um einiges einfacher machen. Ich persönlich finde auch, dass es mir weitere Motivation gibt, wenn ich wie ein professioneller Läufer aussehe und ich belohne mich auch gerne mit neuer Laufkleidung, wenn ich meine Ziele erreicht habe.

Zu allererst ist das richtige Schuhwerk entscheidend. Es ist von großer Bedeutung das passende Schuhwerk zu tragen, denn es hat großen Einfluss auf Ihre Leistungsfähigkeit sowie Gesundheit. Ich empfehle wirklich Jedem, der Laufen möchte, sich passendes Schuhwerk zuzulegen. Gerade Beginner in diesem Thema haben wohl einfach ein paar Sportschuhe, die Sie verwenden. Ich empfehle Ihnen sich in jedem Fall richtige Laufschuhe anzuschaffen. Der falsche Schuh kann nicht nur zu Beschwerden in den Füßen führen, sondern auch in den Schienbeinen oder anderen Stellen in Ihrem Körper. Es lohnt sich hier also wirklich ruhig mal ein paar mehr Euros zu investieren, gute Schuhe werden Ihnen auch etliche Kilometer erhalten bleiben. Ich kann Ihnen nicht sagen, welchen Schuh Sie kaufen sollten, denn jeder Fuß ist unterschiedlich und es bedarf individueller Beratung. Gehen Sie einfach in Ihr nächstes professionelles Schuhgeschäft und finden Sie dort den für Sie passenden Schuh. Achten Sie darauf, dass es ein Spezialgeschäft ist. Im Idealfall sollten Sie in der Lage sein verschiedene Schuhe auszuprobieren und ein Stück auf einem Laufband mit ihnen zu laufen. Das Personal sollte gut geschult sein und genau wissen, welcher Schuh für Sie am geeignetsten ist. Ihr Körper wird es Ihnen danken und Sie werden keine Probleme während Ihres Workouts haben. Es gibt verschiedene Arten von Laufschuhen. Zum einen gibt es den Neutralschuh, welche eine geringe Dämpfung haben und ein relativ natürliches Abrollen des Fußes ermöglichen. Dann gibt es noch den Neutral-Dämpfungsschuh, welcher sich besonders für Läufer mit stark gekrümmten Füßen eignet. Zudem gibt es auch Bewegungskontroll- und Stabilitätsschuhe, welche sich besonders für plattfüßige Läufer eignen oder jene deren Füße so gut wie keine Krümmung haben. Das mag sich jetzt vielleicht kompliziert anhören, ich möchte Ihnen damit an dieser Stelle nur verdeutlichen, dass der richtige Schuh von großer Bedeutung ist und Sie nicht einfach zu irgendeinem Laufschuh greifen sollten.

Als weiteres Zubehör würde ich Ihnen ein Gerät empfehlen, mit dem Sie Ihre Fortschritte festhalten können. Es gibt die Variante einer GPS Uhr oder ein iPod der Ihre Distanz festhält. Darüber hinaus haben Sie die weitaus günstigere Variante Ihre täglichen Fortschritte auf einem Papier oder einer Excel Tabelle zu notieren. Es wird Ihnen dabei helfen Ihre Fortschritte im Auge zu behalten und Sie zusätzlich motivieren weiter am Ball zu bleiben und besser zu werden. Mittlerweile gibt es auch eine große Auswahl an Apps für Ihr Handy, die Ihnen helfen Ihren Fortschritt zu analysieren. Das Gute an solchen Apps ist, dass Sie sich mit Freunden verbinden können und so in eine Art Wettkampf treten, der Sie sicherlich noch mehr motivieren wird.

Es gibt zudem eine große Auswahl an Lauf-Klamotten in jedem Sportgeschäft. Ich persönlich finde, dass man beim Laufen ruhig das tragen kann, was sich bequem anfühlt aber es gibt sicherlich einige Sportklamotten, die sich gerade fürs Laufen besonders gut eignen. Lauf-

Kleidung kann den Körper unterstützen die richtige Körpertemperatur zu stabilisieren und so Hautausschläge, durch eine Schweißreduzierung, verhindern. Wenn Ihre Körpertemperatur zu hoch ist, dehydriert der Körper schneller und es wird Sie dabei behindern Ihre Zieldistanz zu laufen. Die Kleidung muss sich somit auch immer der entsprechenden Jahreszeit anpassen. Ist es warmes Wetter eignen sich kurzärmlige Oberteile um den Körper gut zu belüften. Ist es hingegen kaltes Wetter, wird eine langärmlige und dickere Kleidung angebrachter sein. Dies gilt natürlich auch für die entsprechenden Hosen. Laufshirts gibt es üblicherweise in verschiedenen Materialien: Kunstfasern, Mischfasern oder Baumwollfasern. Jeder dieser Stoffe ist extrem luftdurchlässig, der Unterschied besteht in der Feuchtigkeitsregulation. Kunstfasern nehmen nicht so viel Schweiß auf und trocknen schnell. Zudem fühlt sich der Stoff leicht an und schützt am ehesten vor Hautausschlägen. Baumwollfasern hingegen nehmen mehr Schweiß auf, fühlen sich schwer an wenn sie nass sind und erhöhen das Risiko Hautausschläge zu bekommen. Mischfasern liegen irgendwo dazwischen. Welches Material und welche Art von Kleidung sich für Sie am besten eignet, hängt nicht zuletzt auch von der Umgebung in der Sie laufen bzw. der entsprechenden Temperatur ab.

Ich finde, dass gerade spezielle Socken Vorteile zeigen, da diese den Schweiß besser absorbieren und keine Druckpunkte haben, an denen Reibungen entstehen könnten. Schauen Sie sich einfach mal in Ihrem Sportgeschäft um und entscheiden Sie für sich selbst welches Zubehör Sie für notwendig betrachten. Die Verkäufer werden Ihnen mit Sicherheit gerne beratend zur Seite stehen.

Kapitel 5: Sorgen Sie für Ihre Sicherheit

Auch beim Laufen sollte man nicht leichtsinnig an die Sache heran gehen. Wie vorher bereits erwähnt, gibt es einige Dinge, die Sie beachten sollten um Verletzungen beim Laufen zu vermeiden. Es gibt aber auch ein paar weitere Sicherheitsregeln an die Sie sich halten sollten und die möchte ich Ihnen in diesem Kapitel nahelegen.

Sollten Sie sich zu einem Lauf aufmachen, lassen Sie immer jemanden wissen wo Sie sein werden. Falls es zu einem Unfall kommen sollte oder ein anderer Notfall eintritt, wird man Sie so leichter finden. Nehmen Sie auch Ihr Handy immer mit, sodass Sie im Notfall Jemanden erreichen können.

Laufen Sie stets in entgegengesetzter Richtung des Verkehrs, mag die Straße auch noch so wenig befahren sein. So können Sie die Autos besser im Blick behalten und auch die Fahrer der Autos können Sie leichter sehen. Schauen Sie also stets geradeaus und nicht etwa auf den Boden oder gen Himmel. Generell ist davon abzuraten auf stark befahrenen Straßen zu laufen, besonders wenn dort schneller Verkehr herrscht. Tragen Sie wenn möglich helle Kleidung, die sich von Ihrer Umgebung absetzt und Sie so für andere Verkehrsteilnehmer besser erkenntlich macht. Wenn Sie bei Dämmerung oder sogar in der Dunkelheit laufen, entfielt es sich Reflektoren am Körper zu befestigen. In jedem gut ausgestattetem Sportgeschäft finden Sie zudem auch extra reflektierende Kleidung für solche Anlässe.

Wie zu jedem Zeitpunkt, in dem Sie das Haus verlassen, sollten Sie auch beim Laufen immer Ihren Ausweis, Führerschein oder ein ähnliches Dokument, welches Ihre Identität verrät, bei sich führen. Im besten Fall tragen Sie sogar eine Karte mit Notfallnummern bei sich, die im Notfall verwendet werden können. Auch Ihre Versichertenkarte wäre denkbar.

Darüber hinaus ist es ratsam, keine zu laute Musik beim Laufen zu hören, die Sie keine Geräusche in Ihrer Umgebung, wie beispielsweise nähernde Autos, wahrnehmen lässt. Außerdem sollten Sie stets die Leute um Sie herum im Auge behalten und sicherstellen, dass keine düsteren Personen herum lungern. Laufen Sie in vertrauten Gegenden, wo viele Menschen um Sie herum sind. Hören Sie stets auf Ihren Instinkt, kommt Ihnen etwas komisch vor, drehen Sie um und laufen Sie in die andere Richtung.

Wenn Sie sich in einem höheren Alter befinden sollten, ist das grundsätzlich kein Hindernis zu laufen. Dennoch sollten Sie gerade dann Ihren Arzt konsultieren, der Sie auf Ihr Allgemeinwohl überprüfen wird. Gibt dieser Ihnen grünes Licht, können Sie mit dem Laufen anfangen, es ist jedoch ratsam dies nicht alleine zu tun. Sie werden vielleicht nicht mehr in der Lage sein die gleichen Leistungen zu erbringen, wie als Sie noch etwas jünger waren. Lassen Sie es langsam angehen.

Kapitel 6: Gewicht abnehmen mit Laufen

Wir leben in einer Welt in der Übergewicht ein großes Thema ist, immer wieder hört man von neuen Wundermitteln, die große Abnehmerfolge versprechen und doch bleibt ein Großteil der Gesellschaft fett. Der Grund dafür liegt in erster Linie in unserer Ernährung. Wie greifen immer mehr zu industriell verarbeiteten Lebensmitteln anstatt frische Lebensmittel zu verwenden und eigene Gerichte zuzubereiten. Zudem ist der Großteil der heutigen Gesellschaft nicht sportlich aktiv bzw. auch in anderen Aspekten eher inaktiv. Selbst für den Gang zum Supermarkt wird das Auto genommen, Rolltreppen oder Fahrstühle werden generell Treppen vorgezogen und viele Menschen haben zudem auch eine Arbeit, die das ständige Sitzen vor dem Computerbildschirm erfordert. Wir nehmen also viel mehr und dazu auch noch ungesündere Kalorien zu uns und bewegen uns viel weniger als noch unsere Vorfahren. Dank einer großen Vielzahl von Lieferservices brauchen wir nicht einmal mehr das Haus zu verlassen um an Essen zu kommen. Die Menschheit wird fetter und fetter.

Es sind also gerade die industriell verarbeiteten Lebensmittel, die uns fett werden lassen. All diese Gerichte haben in der Regel einen hohen Zuckeranteil. Selbst wenn oder gerade wenn diese als fettreduziert deklariert werden, ist der Anteil an Zucker besonders hoch. Wenn man viel Zucker zu sich nimmt, steigt der Insulinspiegel, was wiederrum dazu führt, dass die Energie der Lebensmittel direkt in die Fettzellen übergehen. Zucker ist die Nummer eins unter den Dickmachern. Ein weiterer Nachteil der Fertiggerichte ist, dass sie arm an Ballaststoffen sind. Ballaststoffe verlangsamen die Effekte von Zucker, sodass die Fettzellen nicht so viel davon aufnehmen können. Ohne Ballaststoffe bleibt unser Insulinspiegel dauerhaft hoch und unsere Fettvorräte werden immer größer.

Wenn man also nicht nur fit durch Laufen werden will, sondern nebenbei auch noch ein paar Kilos verlieren will ist es wichtig das Grundprinzip zu verstehen. Damit man Gewicht abnehmen kann, sollte man sich erstmal darüber klar werden, wie unser Körper überhaupt Fett verbrennt. Der menschliche Körper hat zwei Quellen aus denen er Energie gewinnen kann: Kohlenhydrate und Körperfett. Kohlenhydrate sind im Prinzip Zucker welcher in Nahrungsmitteln wie Pasta, Brot, Kartoffeln usw. zu finden ist. Der Körper greift in aller Regel zuerst auf diesen Energielieferanten zurück. Erst bei längeren Workouts wird der Körper das gespeicherte Fett als Energielieferanten verwenden. Hier wird also ersichtlich, dass erst bei regelmäßigen und längeren Workouts Fett verbrannt wird. Wer sich als Hauptziel gesetzt hat Gewicht zu verlieren, sollte auch die Kohlenhydratzufuhr verringern um den Körper direkt auf das gespeicherte Fett als Energielieferant zurückgreifen zu lassen.

Ausdauer ist beim Laufen das Schlagwort und das nicht nur körperlich sondern auch mental. Wenn man an sich glaubt, kann man es auch schaffen. Man muss sich immer das Ziel vor Augen halten und dran bleiben an seinem Vorhaben. Der erste Lauf mag vielleicht nur einige Hundert Meter sein und Sie werden wahrscheinlich völlig außer Atem sein, aber ich kann Ihnen sagen, nach ein paar Mal Laufen, wird sich Ihre Kondition schnell verbessern und Sie werden erste Erfolge sehen. Stellen Sie es sich mal so vor, wie mit Kleinkindern, die Gehen lernen. Was anfangs vielleicht unmöglich erscheint, ist im späteren Leben eine Selbstverständlichkeit. Mit dem Laufen ist es nicht anders, es muss nur gelernt werden.

Je länger also die einzelnen Workouts sind, desto mehr Kalorien werden verbrannt. Je mehr Kalorien verbrannt werden, desto mehr Gewicht wird man verlieren. Beim Laufen wird der Stoffwechsel angekurbelt und dadurch werden mehr Kalorien verbrannt. Der Stoffwechsel ist bei regelmäßigen Workouts auch konstant höher, also auch in Ruhephasen werden mehr Kalorien verbrannt als wenn Sie keinen Sport treiben. Beim Laufen geht es aber nicht nur darum wie weit oder wie lange man läuft, es kommt natürlich auch darauf an wie sehr der Körper beansprucht wird. Um die Fettverbrennung zusätzlich zu erhöhen, können Sie beispielsweise die Geschwindigkeit für kurze Intervalle erhöhen. Eine andere Option ist es leichte Berge hoch zu laufen, dadurch werden auch mehr Kalorien verbrannt. Natürlich können Sie auch Treppen hoch und runter laufen.

Sie sollten es allerdings auch nicht übertreiben und jeden Tag laufen. Viele Quellen werden Ihnen vielleicht empfehlen fünf oder mehr Tage in der Woche zu laufen, aber aus meiner Erfahrung heraus hat das eher einen negativen Effekt, da die Muskulatur weniger Leistung erbringen kann. Ich empfehle Ihnen jeden zweiten Tag laufen zu gehen, da dies Ihren Muskeln eine ausreichende Ruhephase von 48 Stunden gewährt. An den restlichen Tagen können Sie andere Workouts machen, diese sollten sich aber auf andere Muskeln spezialisieren. Zudem haben Studien erwiesen, dass das Laufen am Morgen auf leeren Magen sich besser dafür eignet Fett abzubauen, da man noch keine Kohlenhydrate zu sich genommen hat, auf die der Körper als Energielieferant zurück greifen kann. Die meisten Menschen sind dann aber noch nicht in der Lage volle Leistungen zu erbringen. Hier müssen Sie für sich selbst entscheiden, was Ihr erstes Ziel ist – Fett abbauen oder Ihre Leistungsfähigkeit stärken.

Auf der anderen Seite ist es natürlich auch wichtig auf seine Ernährung zu achten, je weniger Kalorien man zu sich nimmt, desto mehr wird man abnehmen. Das soll auf keinen Fall heißen, dass Sie hungern sollen. Eine zu geringere Kalorienzufuhr, verlangsamt den Stoffwechsel und hindert eine Gewichtsabnahme. Essen Sie regelmäßig aber essen Sie gesund und bringen Sie das Laufen in Ihren Alltag mit ein. Setzen Sie sich auch nicht in den Kopf nie wieder Pizza, Schokolade, Kuchen und Co. zu essen, denn das hält man mit Sicherheit nicht durch. Es gilt, alles ist erlaubt aber in Maßen. Mal ein Stück Pizza, ein Glas Soda oder ein paar Süßigkeiten dürfen es ruhig sein. Aber nicht die ganze Packung und auch nicht jeden Tag. Wenn man sich das als Ziel setzt, ist es viel einfacher dran zu bleiben. Verbinden Sie also regelmäßiges Laufen mit gesunder Ernährung, wobei ein paar Naschereien auch kein Problem darstellen. Es geht darum bessere Entscheidungen zu treffen. Trinken Sie also mal ein Glass Wasser anstatt der Limo, oder wenn Sie Fast-Food essen, entscheiden Sie sich doch mal für die gegrillte Variante des Gerichtes gegenüber der frittierten. Schon nur eine gesündere Entscheidung täglich mag sich positiv auf Ihren Körper auswirken. Eine gesunde Ernährung trägt darüber hinaus auch zu der Leistungsfähigkeit bei. Greifen Sie zu qualitativ hochwertigen Lebensmitteln wie Obst und Gemüse, Nüsse, Samen und Bohnen. Es ist wichtig, dass es Ihnen schmeckt, probieren Sie gesunde Gerichte aus, die Sie das Essen genießen lassen können. Kohlenhydrate sind gut wenn man regelmäßig läuft, aber es sollten nicht zu viele sein. Vermeiden Sie außerdem unbedingt Zucker. Auch Fett sollten Sie nur in Maßen zu sich nehmen und darauf achten, dass es gesunde Fette sind. Olivenöl, Kokosöl, Avocado und auch die Fette in Fisch wie Lachs, Thunfisch und Makrele sind beispielsweise gesunde

Fette. Ungesunde Fette in Form von ungesättigten Fettsäuren liefern dem Körper zwar auch Energie, aber wenn man davon zu viel konsumiert, schadet das dem Körper. Zu den ungesättigten Fettsäuren gehören jene in Wurst, Käse, Butter usw. Jedes Gramm Fett hat mehr als doppelt so viele Kalorien als ein Gramm Kohlenhydrate oder Proteine. Hier möchte ich nochmal darauf hinweisen, dass eine Gewichtsabnahme nur möglich ist, wenn die tägliche Energiezufuhr, also Kalorienzufuhr, verringert wird. Vergessen Sie allerdings nicht, die Fettaufnahme nur zu reduzieren bzw. gesunde Fette zu bevorzugen anstatt es komplett vom Speiseplan zu nehmen, denn ansonsten können sich Vitamin und Mineralien Mängel entwickeln. Ungesättigte Fettsäuren wie Omega 3 sind in Maßen sogar gut für den Körper. Darüber hinaus sollten Sie immer zu frischen Lebensmitteln greifen, die sehr ballaststoffreich und zuckerarm sind, denn diese halten den Insulinspiegel niedrig, was es den Fettzellen ermöglicht das gespeicherte Fett freizusetzen, welches dann wiederrum durch Sport verbrannt werden kann. Ihr Frühstück sollte eiweißreich sein. Gute Eiweißlieferanten am Morgen sind Eier in beliebiger Zubereitung und zudem etwas Gemüse. Auch eine Tasse Kaffee darf es sein, aber ohne Zucker. Zum Mittag sollten Sie auf etwas Leichtes wie ein Salat oder eine frische Suppe zurückgreifen und am Abend können Sie sich Gerichte mit Fleisch oder Fisch, Gemüse, Wildreis, Quinoa, Vollkornbrot usw. sein. Kochen Sie Ihr Essen selber und seien Sie sich so über die Zutaten bewusst. Sie können auch zwischendurch ein paar gesunde Snacks wie Obst, Nüsse oder Joghurt zu sich nehmen. Wenn Sie abnehmen wollen gilt, je weniger Kohlenhydrate, desto besser.

Mir persönlich hat es geholfen, mein Essverhalten zu dokumentieren. Schreiben Sie auf was Sie gegessen haben, wie groß die Portion war und wie viele Kalorien das Gericht hatte. Auch hierfür gibt es mittlerweile einige Apps für das Handy (z.B. „MyFitnessPal"), die sich als hilfreich erweisen und Ihnen dabei helfen können Ihre Ernährung im Auge zu behalten. Aus meiner Erfahrung heraus motiviert es einen sehr, wenn man viele gesunde Tage hinter sich hat. Man möchte keinen ungesunden Tag in seinem Tagebuch verzeichnen und greift in manchen Situationen eher zu gesünderen Lebensmitteln.

Seien Sie sich darüber bewusst, was Sie essen. Das ist manchmal gar nicht so einfach. Lassen Sie die Finger von Wundermitteln, die die Nahrungsmittelindustrie anpreist. Gerade Tabletten sind meiner Meinung nach eher fragwürdig. Oft haben diese eine lange Liste an Nebenwirkungen und erzielen auch keine Erfolge in Sachen Gewichtsverlust. Auch Diäten funktionieren in der Regel nicht, bzw. nicht dauerhaft. Viel zu oft tritt der Jo-Jo-Effekt ein und eh man sich versieht, hat man oft sogar ein paar Kilos mehr auf der Waage als vor der Diät. Gesunde Ernährung, die reich an Ballaststoffen und niedrig im Zucker ist, ist der Schlüssel zum Erfolg.

Zudem ist es wichtig viel zu trinken. Gerade wenn Sie regelmäßig Laufen und Sport treiben, sollten Sie pro Tag mindestens 3-4 Liter zu sich nehmen. Ich weiß wie schwer das sein kann, doch Sie werden schnell feststellen, dass eine ausreichende Wasserzufuhr einen positiven Effekt auf Ihren Körper und Ihr Wohlbefinden haben wird. Verzichten Sie auf Säfte und Limonaden, denn diese sind in der Regel wahre Dickmacher, da sie eine Menge an Zucker enthalten. Es steht Ihnen frei Säfte und Limonaden aus frischem Obst und ohne Zusatz von Zucker herzustellen. Diese schmecken nicht nur meist viel besser, sondern sind auch viel gesünder. Lassen Sie Ihrer Kreativität freien Lauf.

Fazit

Danke, dass Sie dieses Buch gekauft und gelesen haben. Ich hoffe, dass Sie meine Ratschläge hilfreich fanden.

Wie Sie sehen, ist es gar nicht so schwer auch ein Läufer zu werden. Es ist Zeit Ihr Leben in die Hand zu nehmen. Schluss mit den immer gleichen Ausreden. Glauben Sie an sich und starten Sie noch heute mit Ihrem ersten Lauf. Versuchen Sie zu Anfang das Intervall-Training, was ich in diesem Buch beschrieben habe. Es wird Ihnen Spaß machen, Erfolge an Ihnen feststellen zu können und sich dafür zu belohnen. Ihr Körper und Geist wird es Ihnen danken. Erstellen Sie einen Plan, wie Sie die nächsten Wochen mit Ihrem Workout gestalten möchten und setzen Sie sich Ziele auf den einzelnen Etappen. Lassen Sie es Ihre Freunde und Bekannte wissen um mehr Motivation zu erlangen oder finden Sie sogar jemanden, der die gleichen Ziele hat mit dem Sie zusammen arbeiten können. Denken Sie immer daran, am Ball bleiben lohnt sich. Sie werden schon bald feststellen, dass Sie nicht nur besser aussehen und Leute Ihnen Komplimente geben werden, Sie werden sich zudem auch um einiges besser fühlen und glücklicher durchs Leben gehen. Versprochen!

Vielen Dank nochmal, dass Sie sich die Zeit genommen haben und viel Erfolg für Ihr Training!

Mark Weiss

Hier eine kostenlose Vorschau auf ein Buch, das Ihnen auch gefallen könnte:

„Intermittierendes Fasten: Ohne Diät - Einfach Fett verbrennen, fit werden, Körper entgiften und länger leben durch Kurzzeitfasten"

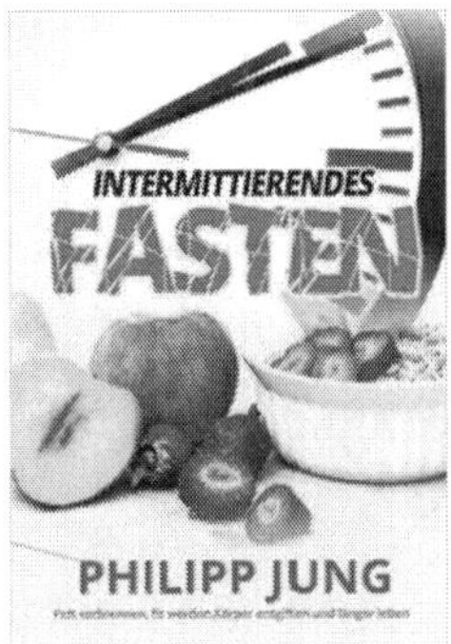

Einleitung

Wir leben in einer Zeit, in der Zivilisationskrankheiten weitaus verheerendere Auswirkungen auf die Menschheit haben als Krankheiten, die damals wie heute für Angst und Schrecken gesorgt haben. Herzkrankheiten gehören heutzutage zu den Top-Todesursachen in Deutschland, denen jährlich mehr als 52.000 Menschen zum Opfer fallen. Die Situation im Rest der Welt sieht leider nicht besser aus.

Ein Hauptgrund dafür ist vor allem Übergewicht und Fettleibigkeit. Derzeit leiden rund 75% der deutschen Männer und 50% der Frauen Übergewicht, jeder fünfte Mensch in Deutschland leidet an Fettsucht. Die schlechte Nachricht: Es ist keine Besserung in Sicht – im Gegenteil. Die Statistiken verschlechtern sich jedes Jahr und erreichen neue Rekordmarken. Ein Hauptgrund dafür ist oft fehlende Information bzw. falsche Informationen, die von falschen Experten und über das Internet verbreitet werden. Man folgt den zweifelhaften Diäten und versucht ineffektive und nicht selten sogar gefährliche Methoden zur Gewichtsabnahme.

Sind Sie auf der Suche nach einem einfachen und nachhaltigen Weg, um Fett zu verbrennen, Muskelmasse aufzubauen, Ihre Energiereserven zu vergrößern und sich wie ein neuer Mensch zu fühlen? Suchen Sie einen Ansatz, der in kurzer Zeit Ergebnisse liefert, ohne dass Sie irgendeiner Diät folgen müssen? Erlauben Sie mir dann, Ihnen das intermittierende Fasten vorzustellen – den nachhaltigsten und am einfachsten zu übernehmenden Fitness-Hack, der Ihnen zur besten Form Ihres Lebens verhelfen wird.

Mit diesem Buch wollen wir Ihnen aufzeigen, was das intermittierende Fasten beinhaltet, welche unterschiedlichen Methoden es gibt, wie Sie Fett abbauen und Muskelmasse aufbauen können.

Kapitel 1: Was ist intermittierendes Fasten?

Intermittierendes Fasten ist keine Diät! Es handelt sich vielmehr um einen neuen Ernährungsansatz, um einen Lifestyle. Intermittierendes Fasten beschreibt den Prozess von sich wiederholenden Perioden, in denen man isst und Perioden, in denen man nicht isst. Diese kurzen Fastenzeiten bewirken, dass der Körper eine Vielzahl hormoneller Prozesse in Gang setzt, die unglaubliche Vorzüge und Ergebnisse mit sich bringen: Man verbrennt mehr Fett, baut schneller Muskeln auf, verfügt über mehr Energie und fühlt sich wie neu geboren.

Viele werden jetzt denken „Nicht essen? Ja, nee, ist klar. Ohne mich!“ und vergessen dabei, dass sie diese Methode in kleinem Rahmen tagtäglich praktizieren: Wenn wir schlafen, fasten wir und wenn wir wach sind, essen wir. Der Ansatz der Fitness-Industrie verlängert lediglich die Fastenzeit und verkürzt die Zeit der Nahrungsaufnahme. Ansonsten ändert sich nicht wirklich viel, was den gesamten Prozess des intermittierenden Fastens deutlich weniger komplex erscheinen lässt, als er auf den ersten Blick zu sein scheint.

Werfen wir einmal einen Blick hinter die Kulissen des Ernährungs- und Verdauungsprozesses in unserem Körper. Nach dem Essen ist der Magen voll und der Körper konsumiert und verdaut das, was wir zu uns genommen haben, verwertet aber die Nahrung nicht sofort. Der Insulinpegel ist hoch und der Körper sieht keine Veranlassung, sich der zugeführten Nahrung zu bedienen. Nachdem wir die Nahrungszufuhr gestoppt haben, geht der Körper in die so genannte postabsorptive Phase über. Während dieser Phase wird die Nahrung absorbiert und als Fett eingelagert. Nach dieser Phase beginnt die Fastenperiode, in welcher der Körper in den Hungerzustand übergeht. Der Insulinpegel ist relativ niedrig und der Körper beginnt, eingelagertes Fett zu verbrennen, was zur Gewichtsabnahme führt. Hört sich simpel an? Ist es auch! Dennoch werden wir in einem gesonderten Kapitel auf das Thema Abnehmen durch intermittierendes Fasten näher eingehen.

Der Sinn des Fastens ist, dem Körper zu zeigen, dass Hunger kein Notfall ist, dass Mahlzeiten eher als ein Privileg angesehen werden müssen. Wenn wir daran gewöhnt sind, mehrfach am Tag zu essen, erzeugt das Gefühl von Hunger eine Art Panikzustand im Körper und wir fangen an, nach Nahrung zu suchen. Was aber passiert, wenn wir diese Nahrung nicht zu uns nehmen? Nichts. Rein gar nichts. Unsere Gesundheit ist durch das Auslassen einiger Mahlzeiten in keinster Weise bedroht oder gar gefährdet.

Kapitel 2: Die fünf Methoden des intermittierenden Fastens

Innerhalb der Welt des intermittierenden Fastens gibt es viele verschiedene Methoden. Es sind aber lediglich fünf, die am meisten angewendet werden, die praktisch und leicht durchzuführen und gleichzeitig extrem effektiv sind. Es ist völlig egal, für welche dieser fünf Methoden man sich entscheidet und welche Methoden andere Menschen anwenden. Jede hat ihre Vor- und Nachteile, aber alle führen zum Erfolg. Probieren Sie ein wenig herum und finden Sie die Methode, mit der Sie sich am wohlsten fühlen und die am besten zu Ihrem Lifestyle passt. Je einfacher die Methode ist, je besser sie zu Ihnen passt, desto leichter wird es Ihnen fallen, sie konsequent zu praktizieren.

Alle Arten des intermittierenden Fastens drehen sich um ein Grundprinzip: eine lange Phase des Fastens und eine kurze Phase der Nahrungsaufnahme. Schauen wir uns die fünf üblichsten Methoden mal in der Übersicht an:

Die Leangains-Methode

Die Leangains-Methode wurde von Martin Berkhan vorgestellt und hat zu einer Vielzahl von Erfolgsgeschichten geführt. Die Methode empfiehlt ein 14-stündiges Fasten für Frauen und ein 16-stündiges Fasten für Männer. Während dieser Phase dürfen keine Kalorien zu sich genommen werden. Zwar kann man beispielsweise schwarzen Kaffee trinken oder zuckerfreies Kaugummi kauen, wer sich allerdings nur auf die Aufnahme von Wasser beschränkt, kann nichts falsch machen. Für die meisten Menschen handelt es sich um die beste Art des intermittierenden Fastens, da sie sich praktisch in jede Art von Lifestyle integrieren lässt.

Die Leangains-Methode ist ideal für Anfänger, die sich zum ersten Mal mit dem Fasten auseinander setzen.

Die Warrior-Methode

Warum diese Methode Warrior-Methode genannt wird, ist unklar. Klar hingegen sind die Vorzüge im Hinblick auf die Gewichtsabnahme: Keine Methode funktioniert schneller und besser.

Die Warrior-Methode beinhaltet eine Fastenperiode von 20 Stunden täglich. Der große Unterschied zu allen anderen Methoden ist, dass in diesen 20 Stunden kleine Mahlzeiten in Form von Obst und Gemüse zu sich genommen werden dürfen.

Es kann sich als eine große Herausforderung erweisen, die Warrior-Methode in den Tagesablauf zu integrieren, da es während des größten Teils des Tages nicht erlaubt ist, große bzw. schwere Mahlzeiten zu sich zu nehmen, was sich auf das Sozialleben auswirken kann.

Die Iss-Stopp-Iss-Methode (Eat Stop Eat)

Diese Methode stellt einen vollen 24-Stunden-Zyklus des Fastens dar, der einmal oder zweimal pro Woche durchlaufen wird. Während der Fastenperiode ist es sinnvoll, kalorienfreie Getränke in ausreichender Menge zu sich zu nehmen, um den Körper nicht zu dehydrieren. Die Iss-Stopp-Iss-Methode ist mit Abstand die beliebteste, weil sie so einfach durchzuführen ist wie keine andere. Man wählt lediglich einen oder zwei Tage der Woche aus, in denen man fastet. Abgesehen davon, dass sie super einfach ist, ist diese Methode extrem effektiv, wenn es zum Gewichtsverlust kommt.

Die Schlemmen-Fasten-Methode (Feast/Fast)

Diese Methode mag sich am Anfang etwas ungewöhnlich anhören, da sie einen Tag des ungehemmten Schlemmens beinhaltet, an dem man alles essen kann, was man möchte und sich auch hinsichtlich der Menge nicht einzuschränken braucht. Da aber jede Medaille eine Kehrseite hat, kommt auch diese mit einer: An den Tag des Schlemmens schließen sich 36 Stunden des Fastens an, in denen sich der Körper vor allem der eingelagerten Fettreserven bedient. Dies kann eine mentale Herausforderung darstellen, die nicht auf die leichte Schulter genommen werden sollte.

Man sollte die Fastenperiode nicht über die 36 Stunden hinaus verlängern, da der Körper dann vorhandene Muskelmasse angreift, um die benötigte Energie aufzubringen.

Die Wechsel-Methode (Alternate Day Diet)

Die Wechsel-Methode, auch Up Day, Down Day Diet genannt, wurde von James Johnson entwickelt und folgt einer einfachen Philosophie: einen Tag isst man normal, am folgenden Tag isst man weniger. Weniger bedeutet, dass an diesem Tag die Kalorienzufuhr um 400 bis 500 Kalorien reduziert sein sollte. Wer Muskeln aufbauen möchte, sollte an den normalen Tagen trainieren, da es an den reduzierten Tagen schwierig sein kann, einem straffen Trainingsplan zu folgen, was einen schnell entmutigen kann.

Bei der Wechsel-Methode handelt es sich um die...

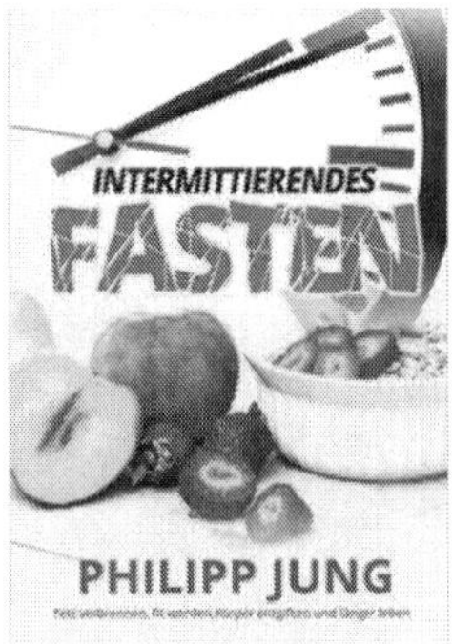

Tippen Sie folgenden Link in Ihren Browser um mehr über „Intermittierendes Fasten“ zu erfahren:

bit.ly/intfasten

Diese Bücher auf Amazon könnten Ihnen auch gefallen...

„Wundermineral Magnesium: Der erstaunliche Mikronährstoff für ein gesundes Herz, Verstand und Leben!"

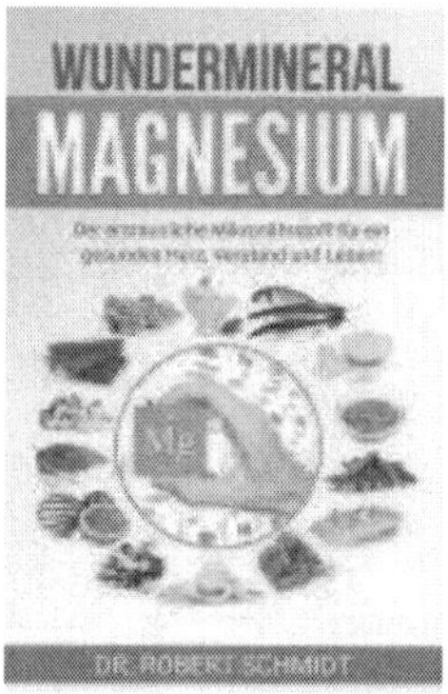

Low Carb Diät: Low Carb Diät kompakt: Low Carb Grundlagen und Kochbuch mit 40 schnellen Rezepten zum gesund Gewicht...

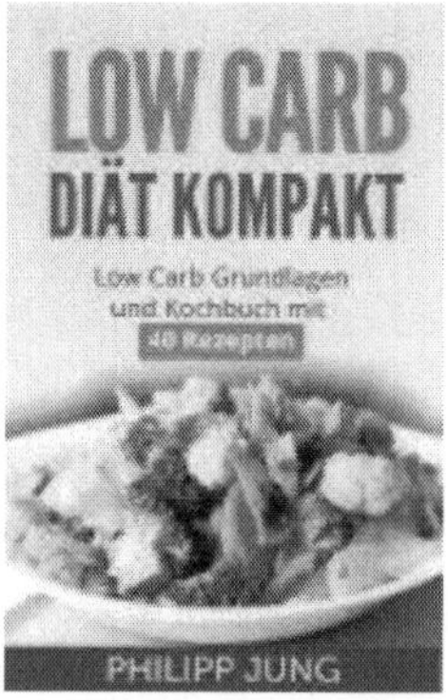

„Ketogene Ernährung: Wie Sie Ihren Körper in eine fettverbrennende Maschine verwandeln!“

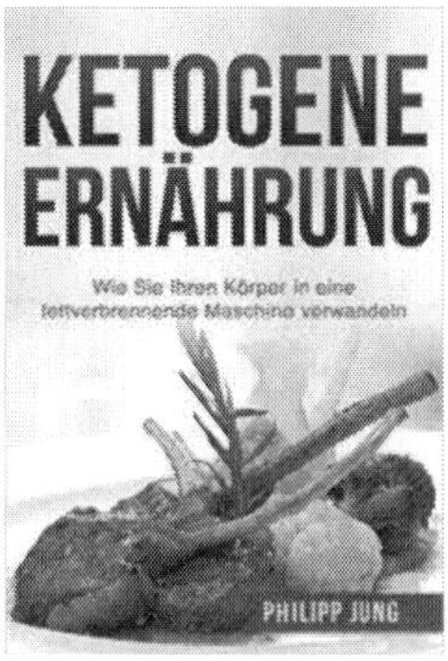

Feedback

Danke, dass Sie das Buch *„Jogg dich schlank"* gekauft haben.

Ich bin stets darum bemüht die Qualität meiner Bücher zu verbessern, damit der Leser ein bestmögliches Produkt erhält. Sind Ihnen Punkte aufgefallen, die verbessert werden könnten? Dann geben Sie mir bitte ein konstruktives Feedback und senden es an:

mark.weiss.kdp@gmail.com

Hat Ihnen das Buch gefallen? Dann freue ich mich über eine kurze positive Rezension auf Amazon. Damit ermöglichen Sie mir in Zukunft noch mehr Menschen zu erreichen und deren Leben zu verbessern. Könnten Sie mir diesen kleinen Gefallen machen?

Tippen Sie diesen Link in die Adressleiste Ihres Browsers:

bit.ly/JDSchlank

Ich würde mich sehr darüber freuen!

Mark Weiss

Über den Autor

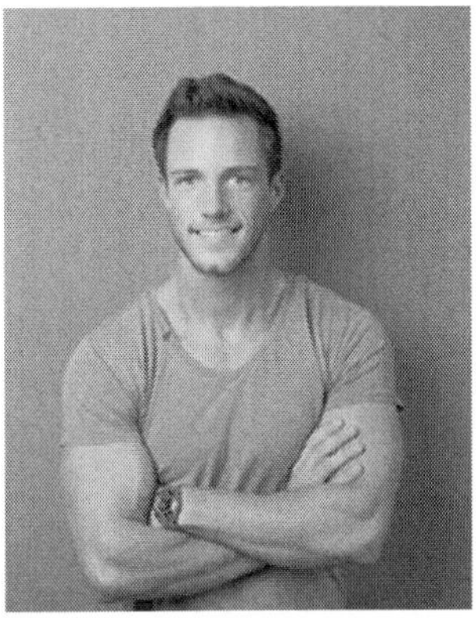

Ein funktioneller Körper ist ein ästhetischer Körper! Das ist das Motto von Mark Weiss, einem Fitnessprofi, der weiß, dass jeder Muskel im Körper seine Bestimmung hat.

In der heutigen Wohlstandsgesellschaft verkümmern unsere Muskeln allmählich vom vielen Sitzen in Büro, Schule und zu Hause. Wir sind in Zeiten der Dienstleistungsgesellschaft gewohnt, alle Kammern unseres Denkapparates zu nutzen. Doch leiden wir unter Bewegungsmangel, da unsere Lebensweise entgegen unserer natürlichen Bestimmung ist! Physiotherapeuten haben Hochkonjunktur dieser Lande. "Muskuläre Dysbalancen" nennen sie den entstandenen Trend. Rücken- und Schulterschmerzen sowie häufige Gelenkbeschwerden sind oft Anzeichen eines ungenügend benutzten Bewegungsapparats und bereits bei jungen Menschen im Schulalter keine Seltenheit mehr.

Als erfahrener Fitnessenthusiast hat Mark Weiss schon vielerlei Programme erprobt, um Muskeln gezielt (wieder) aufzubauen. Was er am eigenen Leib erprobte, teilt er in seinen Büchern mit. Seine Message: "Ein funktioneller Körper fühlt sich nicht nur gut und gesund an, sondern sieht auch toll aus!"

Mark interessiert sich bereits seit seiner Jugend für Fitness. Kontakt mit seinen ersten Gewichten hatte er damals im Sportverein. Damals litt sein Rücken vom Wachstumsschub und Stillsitzen in der Schule. Er bekam die Empfehlung zum korrektiven Muskelaufbau, um seine Körperhaltung zu verbessern und er begann, sämtliche Sportarten für sich zu entdecken.

"Finde Deinen Sport und halte Deinen Körper fit!" ist eine seiner Kernbotschaften.

Stöbern Sie in Mark Weiss' Bestenliste und finden Sie zahlreiche Fitnesstipps, die Ihnen helfen, spätere Arztrechnungen zu ersparen, indem sie ihren Körper langfristig auf ein gesundes Niveau bringen.

Besuchen Sie Mark auf seiner Amazon Autoren-Seite:

bitly.com/MarkWeiss

13843204R00034

Printed in Poland
by Amazon Fulfillment
Poland Sp. z o.o., Wrocław